Bibliografische Information der Deutschen Nationalbibliothek:

Die Deutsche Bibliothek verzeichnet diese Publikation in der Deutschen Nationalbibliografie; detaillierte bibliografische Daten sind im Internet über http://dnb.d-nb.de/ abrufbar.

Impressum:

Druck und Bindung: Books on Demand GmbH, Norderstedt Germany
ISBN: 9783668644397

Dieses Buch bei GRIN:

https://www.grin.com/document/381449

Henrike Weber

Unterrichtskonzeption zum Thema Krankheitsbewältigungsformen

Ausbildung Ergotherapeut (2. Jahr)

GRIN Verlag

MSH Medical School Hamburg

University of Applied Sciences and Medical University

Fakultät Gesundheit

Bachelorstudiengang Medizinpädagogik

Unterrichtskonzeption

zum Thema

Krankheitsbewältigungsformen

vorgelegt von: Henrike Weber

vorgelegt am: 02.05.2017

Semester: 8

Inhaltsverzeichnis

1 Bedingungsfeldanalyse

1.1 Analyse der Lerngruppe

Tabelle 1: Daten der Schüler[1]

Alter	19-23 Jahre
Geschlecht	2 männlich, 7 weiblich
Schulabschluss	3 x Fachoberschulreife 6 x (z.T. allgemeine) Fachhochschulreife
Studium berufsbegleitend	Betrifft 6 der SuS[2]
Art der Ausbildung	Staatlich geprüfter Ergotherapeut
Ausbildungsjahr	2. Jahr

Wie in Tabelle 1 dargestellt, befindet sich die zu unterrichtende Lerngruppe im zweiten Ausbildungsjahr der Ausbildung zum staatlich geprüften Ergotherapeuten. Es handelt sich um eine kleine Klasse mit neun Lernenden. Sie besteht aus sieben weiblichen und zwei männlichen Teilnehmern. Das Alter der Gruppe bewegt sich zwischen 19 und 23 Jahren. Nach dem ersten Ausbildungsjahr haben die Schüler ein vierwöchiges Pflegepraktikum absolviert. Im Februar 2017 hat die Klasse ihr Zwischenexamen abgelegt und ab dem 29.Mai 2017 beginnen die Fachpraktika.

[1] Alle genannten Personen- und Funktionsbezeichnungen gelten jeweils für beide Geschlechter.

[2] SuS = Schülerinnen und Schüler (Als Abkürzung wird diese Kurzform in diesen und weiteren Tabellen verwendet)

1.2 Lernvoraussetzungen[3]

Die Klasse ET[4]15[5] ist eine verhältnismäßig heterogene Lerngruppe mit unterschiedlich ausgeprägtem Leistungsniveau. Gelegentlich unterstützen leistungsstärkere Schüler ihre Mitschüler bei der Er- und Bearbeitung von Lerninhalten. Die Lernenden zeigen sich im Unterrichtsverlauf ruhig und zurückhaltend. Sie verhalten sich kooperativ und aufmerksam. Mitschriften im Unterricht basieren auf eigenen Entscheidungen. In Gruppen- und Partnerarbeiten zeigt sich ein konstruktives und eigenständiges Arbeitsverhalten.

1.3 Informationen zur Ausbildung

Tabelle 2: Daten zur Ausbildung

Ausbildungsdauer	3 Jahre
Angestrebter Abschluss	Staatsexamen/ Bachelor
Schulgeld	420 € mtl. + Prüfungsgebühren
Rahmenlehrplan	Thüringer Rahmenlehrplan
Ausbildungsrichtlinie	APrVO für PT und ET
Bezeichnung des Kurses	ET 15

Wie in Tabelle 2 ersichtlich – handelt es sich bei der Ausbildung zum Ergotherapeuten um eine dreijährige Ausbildung, die mit dem Staatsexamen abgeschlossen wird. Über einen Zeitraum von insgesamt 21 Monaten durchlaufen die Lernenden seit Beginn der Ausbildung einen theoretischen und fachpraktischen Unterricht. Im Anschluss daran absolvieren sie ein 40wöchiges schulbegleitetes

[3] Die hier genannten Informationen beruhen z.T. auf eigene Beobachtungen am Hospitationstag und z.T. auf Mitteilungen der Lehrperson, die am Hospitationstag bei der ET 15 Unterricht in Behindertenpädagogik erteilte.

[4] ET steht für „Ergotherapie“

[5] Die Nummer bezeichnet die Reihenfolge, in der die Kurse seit Eröffnung der Schule gestartet haben. Die ET 15 ist demnach der 15. Kurs.

Fachpraktikum. Ein Teil der Lernenden studiert ausbildungsbegleitend an der MSH Medical School Hamburg und erwirbt mit dem Staatsexamen auch den Bachelor Abschluss.

1.4 Kurzbeschreibung Ergotherapeuten-Berufs

Die Aufgabe von Ergotherapeuten ist es, Patienten jeden Alters zu beraten, zu fördern und zu behandeln. Zielgruppe sind Patienten, die durch eine physische oder psychische Erkrankung, eine Behinderung oder eine Entwicklungsverzögerung in ihrer Selbstständigkeit und Handlungsfähigkeit eingeschränkt, bzw. von Einschränkungen bedroht sind. Ergotherapeuten erarbeiten individuelle Behandlungspläne und führen therapeutische und präventive Maßnahmen durch. (Bundesagentur für Arbeit)

Menschen sollen bei der Durchführung von für sie wichtigen Aktivitäten in den Bereichen Selbstversorgung, Produktivität und Freizeit nach verschiedenen Konzepten in ihrer Umwelt gestärkt werden. Hierfür werden spezifische Aktivitäten, Umweltanpassung und Beratung gezielt und ressourcengerecht angewandt. Handlungsfähigkeit im Alltag, gesellschaftliche Teilhabe und Lebensqualität werden verbessert. In der untenstehenden Tabelle, ist ein Überblick über ergotherapeutische Verfahren und ergotherapeutische Mittel gegeben. Handwerkliche und kreative Techniken sind ein wichtiges Mittel um im therapeutischen Prozess die Kompetenz und die Ausdrucksfähigkeit eines Menschen zu unterstützen. (IB Medizinische Akademie)

Tabelle 3: Ergotherapeutische Verfahren und ergotherapeutische Mittel

Ergotherapeutische Verfahren	Ergotherapeutische Mittel
• Psychosoziale Behandlungsverfahren • Neurophysiologische/ neuropsychologische Verfahren	Arbeiten mit den Materialien: • Holz • Ton • Peddigrohr • Seide

• Arbeitstherapeutische Verfahren • Motorisch-funktionelle Techniken und • Adaptierende Verfahren	• Papier • Speckstein • Metall

(IB Medizinische Akademie)

1.5 Räumliche Gegebenheiten

Die Bildungseinrichtung verfügt über zwei Gymnastikräume, einen Bewegungsraum, eine Werkstatt, zwei kleine Seminarräume mit Stühlen und Klapptischen, zwei große Seminarräume mit festen Tischen sowie eine Küche, Sitzgelegenheiten auf dem Flur und zwei Besprechungsräume. Der für den Unterricht vorgesehene Seminarraum S4 ist mit einem Whiteboard, einem Flipchart Ständer und einem mobilen Beamer ausgestattet.

1.6 Sitzordnung

Da es sich um eine kleine Lerngruppe (neun Schüler) handelt, soll die Sitzordnung während der geplanten Unterrichtsstunde in Form eines Sitzkreises erfolgen. Dies ermöglicht ein entspanntes Miteinander. Für die Gruppenarbeit werden zusätzlich je drei Stühle in Gruppen arrangiert. Diese Vorbereitung spart Zeit, vermeidet Unruhe und ist möglich, da der Raum genug Stühle bietet.

1.7 Das Lehrpersonal

Alle fest angestellten Lehrkräfte des Bildungsinstituts, in dem auch die Ausbildung zum staatlich geprüften Physiotherapeut stattfindet, haben einen akademischen Abschluss oder befinden sich in Ausbildung. Sechs der Lehrkräfte sind Physiotherapeuten und eine Lehrkraft ist Ergotherapeutin.

1.8 Die Lehrkraft

Die unterrichtende Lehrkraft ist examinierte Altenpflegerin. Sie steht kurz davor, ihr berufsbegleitendes Medizinpädagogik Studium mit dem Bachelor abzuschließen. Sie ist qualifiziert, das vorliegende Thema zu unterrichten, da sie im Rahmen des Studiums das Modul Medizinische Soziologie absolviert hat. Das im Rahmen der Unterrichtseinheit zu behandelnde Modell (Transaktionales Stressmodell von Richard Lazarus) war Bestandteil der Vorlesungen im Modul Medizinische Soziologie. Die Lehrperson hat das Modell von Lazarus bereits an der DAA (Altenpflegeschule der DAA Deutsche Angestellten Akademie, Uelzen) im Rahmen einer Unterrichtseinheit zum Thema Stress im Lernfeld Psychologie unterrichtet.

2 Sachanalyse

2.1 Transaktionales Stressmodell nach Richard Lazarus

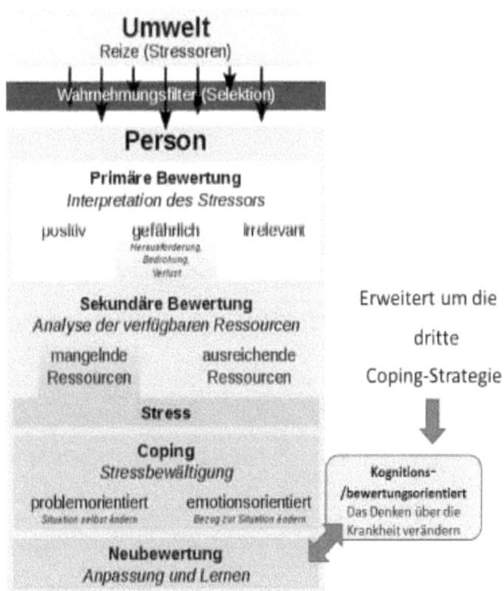

Abbildung 1: Transaktionales Stress-Modell nach Richard Lazarus, erweitert um die dritte Coping-Strategie (http://t1p.de/4mmn)

Das oben dargestellte Transaktionale Stressmodell von Richard Lazarus wurde 1966 erstmalig beschrieben und später mehrfach weiterentwickelt oder verändert. Es basiert auf der Annahme, dass die Bewältigung einer Belastung nicht nur von verschiedenen Faktoren abhängt, sondern von vor allem von der subjektiven Bewertung, die durch das Individuum vorgenommen wird. Es stellt den Stressreiz als Auslöser in den Fokus und beschreibt drei Stufen der Bewertung:

1. Ist die Belastung irrelevant, positiv oder gefährlich? Wenn sie irrelevant ist, ist sie nicht von Bedeutung, und wenn sie positiv ist, gibt es kein Problem, das angegangen werden muss. Für den Fall, dass sie als gefährlich eingestuft wird, fragt sich, ob es sich um eine Bedrohung, einen Verlust oder eine Herausforderung handelt (Letzteres ist die günstigste Variante).

2. Ist die Belastung mit den vorhandenen Möglichkeiten (Ressourcen) zu bewältigen? Wenn die Anforderung die Ressourcen des Individuums übersteigt, fühlt es sich überfordert und gerät in Stress oder ggf. sogar in eine Krise. (Sameiske 2008)

3. Wenn dann die Bewältigung erfolgte: Wie ist zukünftig mit ähnlichen Belastungen zu verfahren? Was habe aus der Erfahrung gelernt? Wie bewerte ich diese für mich?

Zwischen der zweiten und dritten Bewertung wählt das Individuum eine oder mehrere Coping-Strategien, um die Belastung zu bewältigen. Wird die Belastung problemorientiert bewältigt, heißt das, das die Ursachen der Krankheit oder Belastung aktiv bekämpft werden und alles darangesetzt wird, Wiederherstellung des Normalzustandes zu erreichen. Wird hingegen die emotionsorientierte Bewältigungsform gewählt, versucht das Individuum negative, in Verbindung mit der Krankheit auftretende, Gefühle abzubauen. Das kognitions- bzw. bewertungsorientierte Coping bewirkt eine Veränderung auf kognitiver Ebene. Das Individuum wertet die Krankheit oder Belastung aus einem anderen Blickwinkel.

Das Modell bezieht sich auf die subjektive Bewertung des Reizes durch das Individuum. Gleichzeitig zeigt es die Wichtigkeit der vorhandenen Ressourcen des Individuums auf. Das Modell ist transaktional, also auf wechselseitige Beziehung zwischen Mensch und Umwelt basiert. Die dargestellten Prozesse unterliegen nicht der zeitlichen Abfolge, Die unterschiedlichen Bewertungen können auch parallel stattfinden, obgleich sie sich gegenseitig bedingen. Verschiedene extrinsische und intrinsische Faktoren fließen mit ein und führen so letztlich zum individuellen Bewältigungsverhalten der Person. (Lazarus)

2.2 Drei Coping-Strategien

Es gibt (u.a.) die drei Coping-Strategien[6]: problemorientiertes, emotionsorientiertes und bewertungs-, bzw. kognitionsorientiertes Coping. Problemorientiertes Coping beschreibt den Versuch, die Situation konstruktiv zu verändern, eine Lösung des Problems zu erreichen, die Bedingungen von denen Schaden ausgeht, zu verändern, bzw. abzumildern. (Lexikon Online)

Problemorientiertes Coping könnte beispielsweise eine gesündere Lebensweise sein, die der bestehenden Krankheit entgegenwirken soll. Zum emotionalen Coping gehören sowohl Strategien der Entspannung, als auch der Versuch, Ängste, Anspannungen, negative emotionale Zustände durch Alkohol- oder Medikamentenkonsum zu vermindern. (Lexikon Online)

Bewertungs-, bzw. kognitionsorientiertes Coping ist eine Form der Bewältigung, die eine Veränderung des Denkens über eine Krankheit bewirkt. Die Krankheit wird aus einer anderen Sichtweise betrachtet, und es kommt zu einer Neubewertung der Situation. (Lexikon Online)

Es gibt einen fließenden Übergang zwischen der dritten Bewertungsstufe und der dritten von Lazarus benannten Coping-Strategie[7]. Sowohl die dritte Bewertungsstufe als auch die dritte Coping-Strategie, nämlich kognitions-bzw. bewertungsorientiertes Coping, haben mit dem individuellen Denken über die Krankheit zu tun, d.h. finden auf kognitiver Ebene statt.

Andere Bezeichnungen für problemorientiertes Coping sind: instrumentelles Coping, aktives Coping oder handlungsorientiertes Coping. Andere Bezeichnungen für emotionsorientiertes Coping sind intrapsychisches Coping oder affektregulierendes Coping. Das problemorientierte Coping wird in der Literatur als die günstigste Form der Bewältigung beschrieben. (Lexikon der Psychologie)

---

[6] Von Lazarus, aber auch von anderen Autoren ähnlich beschrieben, z.B. Berner Bewältigungsformen (Schwabe)

[7] S. hierzu weitere Erläuterungen unter 4 (Didaktische Reduktion).

2.3 Krankheitsbewältigung

Eine Definition von Krankheitsbewältigung stammt von dem Medizinsoziologen Johannes Siegrist. Sie lautet:

„Krankheitsbewältigung ist die Summe der Bemühungen, die durch eine chronische Krankheit auftretenden Herausforderungen und Bedrohungen intrapsychisch (kognitiv, affektiv, motivational) und interpersonell (Verhaltensweisen, soziale Kontakte und Aktivitäten) zu meistern.“ (Siegrist: 2005:310)

Die Funktionen einer (adaptiven, bzw. erfolgreichen) Bewältigungsstrategie sind auf *Lexikon online* beschrieben: Die gelungene Bewältigung der Krankheit reduziert den Einfluss schädigender Umweltbedingungen und verbessert die Aussicht auf Erholung. Sie macht negative Ereignisse oder Umstände erträglicher bzw. passt den Organismus an sie an. Weiterhin sichert sie ein positives Selbstbild und emotionales Gleichgewicht. Adaptive Krankheitsbewältigung ermöglicht außerdem das Fortsetzen befriedigender Beziehungen zu anderen Personen. (Lexikon Online)

2.4 Abwehrmechanismen im Rahmen von Coping

Den hauptsächlich unbewusst ablaufenden Abwehrmechanismen lassen sich Formen bewusster Bewältigungsmaßnahmen zuordnen. In allen drei genannten Formen gibt es Verhaltensweisen, die quasi mit gleicher Begrifflichkeit auch als Abwehrmechanismen beschrieben werden. Der Unterschied besteht vor allem darin, dass die Coping-Strategien bewusst zum Einsatz kommen. Das emotionsorientierte Coping ist jedoch am stärksten von unbewusst ablaufenden Verhaltensweisen gekennzeichnet. (Fabry)

Intrapsychische und interpersonelle Formen des Copings können sich sowohl auf der Verhaltens- als auch auf der kognitiven Ebene abspielen. Hierbei werden, neben handlungsbezogenen (interpersonellen) auch intrapsychische Umbewertungsprozesse (kognitions-, bzw. bewertungsorientiertes Coping) berücksichtigt. Da das Abwehren einer bedrohlichen Wahrnehmung nicht nur als pathologischer Prozess aufgefasst wird, sondern viel mehr als eine anpassungsfördernde Leistung, erscheint eine Trennung von Abwehrmechanismen und Coping-Maßnahmen nicht sinnvoll. Sowohl die Abwehr als auch das Coping können als Schutzmechanismen des Individuums ablaufen. Die Abwehr dient primär der intrapsychischen Regulation (Affektverarbeitung bzw. emotionsorientiertes Coping), und das Coping zielt mehr auf die tatsächliche und problemlösende Anpassung im Prozess der Krankheitsbewältigung. (Stangel)

3 Didaktische Analyse nach Wolfgang Klafki

Der Erziehungs- und Bildungswissenschaftler Wolfgang Klafki erwartet von Lehrern, die Unterricht vorbereiten und planen, dass sie sich mit der Frage beschäftigen, ob sich das geplante Unterrichtsthema auch tatsächlich für die Schüler lohnt. Hierbei soll der Unterrichtsgegenstand durch das Vorhandensein bestimmter Kriterien legitimiert werden. Klafki fragt nach Bedeutung für Gegenwart und Zukunft und nach der exemplarischen Bedeutung. (Klafki)

3.1 Gegenwartsbedeutung

Die Berufswelt der Ergotherapeuten ist durch den Kontakt zum Patienten geprägt. Patienten, die Ergotherapie in Anspruch nehmen, sind von den unterschiedlichsten Krankheiten betroffen. Es ist wichtig für einen Ergotherapeuten, die unterschiedlichen Formen der Krankheitsbewältigung zu kennen. Auf diese Weise ist empathischer Umgang und individuell angepasste Therapie, Förderung und Begleitung möglich.

3.2 Zukunftsbedeutung

Gerade im Hinblick auf die berufliche Zukunft der angehenden Ergotherapeuten ist der Unterrichtsgegenstand von großer Relevanz. Ergotherapeuten fördern und begleiten Patienten in unterschiedlichen Lebenslagen und subjektiv erlebten Krankheitsverläufen. Eine diesbezügliche Sensibilisierung der Auszubildenden kann zu mehr Professionalität und Empathie im Umgang mit den Patienten verhelfen.

3.3 Exemplarische Bedeutung

Das Erschließen und Unterscheiden verschiedener Bewältigungsformen dient den Lernenden zur Erschließung anderer Sachverhalte als exemplarische Grundlage. Durch die Sensibilisierung für die Dimension verschiedener Bewältigungsformen wird den Schülern auch bzgl. anderer Problemlagen eine differenziertere Wahrnehmung und Einschätzung möglich. Auch das Hineindenken in einen Patienten mit einer schweren Diagnose, hat exemplarischen Wert und kann individuell auf berufliche Situationen übertragen werden. Die Fallanalyse, die auf Grundlage der individuellen Fälle von Krankheitsbewältigung bearbeitet wird, kann ebenso im exemplarischen Sinne methodisch auf andere Fallbeispiele vorbereiten.

3.4 Strukturanalyse

Die Struktur des Unterrichtsgegenstandes erstreckt sich auf drei Bewältigungsstrategien. Eine weitere Struktur beinhaltet das Transaktionale Stressmodell von Richard Lazarus, das sich durch drei Bewertungsstufen auszeichnet und verschiedene Faktoren miteinschließt. Es endet im Lazarus-Modell eigentlich mit zwei Coping-Strategien – wurde aber wie an anderer Stelle schon erwähnt – für den vorliegenden Unterricht auf drei Strategien erweitert.

Das Thema „Krankheitsbewältigung“ gliedert sich in Definition und einige wichtige Aspekte, die im Zusammenhang mit dem Thema von Bedeutung sind. Die hier aus der Literatur heraus erkennbaren Strukturen der Thematik wurden zum Teil so übernommen und zum anderen Teil weiter aufbereitet und untergliedert. Die Abwehrmechanismen, die im Zusammenhang mit der Krankheitsbewältigung stehen, sind nicht klar von den Bewältigungsstrategien abgegrenzt. Es gibt sowohl Unterschiede als auch Gemeinsamkeiten. Alle Verhaltensweisen und Abwehrmechanismen lassen sich jedoch den drei genannten Bewältigungsformen zuordnen. (s. Skript: Drei Coping-Strategien)

3.5 Bezug zum Bildungsplan

Der vorliegende Unterricht ist nach dem deutschen Qualitätsrahmen (DQR) auf die Niveaustufe 4 konzipiert worden. „Niveau 4 beschreibt“ laut DQR „Kompetenzen zur selbständigen Planung und Bearbeitung fachlicher Aufgabenstellungen in einem umfassenden, sich verändernden Lernbereich oder beruflichen Tätigkeitsfeld.“ (DQR, 2017) Der Unterricht wurde inhaltlich in den 2006 vom Thüringer Kultusministerium herausgegebenen Thüringer Lehrplan für Ergotherapie eingebettet. Dort findet sich in Kapitel 6.13 das Lerngebiet: „Medizinsoziologie und Gerontologie“ Dieses Lerngebiet soll sich auf insgesamt 70 Stunden erstrecken. Kompetenzbezogene und allgemeine Lernziele sind:

> Die künftigen Ergotherapeuten besitzen grundlegende Kenntnisse zur allgemeinen und medizinischen Soziologie und verfügen über Schlüsselqualifikationen: - Sie wissen, dass ihr erworbenes Gesundheits- /Krankheitsverständnis und ein erfolgreiches Therapieren miteinander zusammenhängen. - Sie sind sich ihrer sozialen Rolle als Ergotherapeut in Institutionen des Gesundheitswesens bewusst und sind in der Lage, sich kritisch mit verschiedenen Erscheinungsformen im Interesse ihrer Patienten/Klienten auseinanderzusetzen. - Sie kennen verschiedene berufliche Belastungen, die sich aufgrund institutioneller Strukturen entwickeln können und verfügen über Möglichkeiten, diesen aktiv entgegenzuwirken. - Sie können die soziale und gesellschaftliche Bewertung von kranken und behinderten Menschen historisch und aktuell nachvollziehen. - Sie kennen durch Krankheit ausgelöste Konflikte und persönliche Belastungen und sind fähig, sich gegenüber den Patienten/Klienten empathisch zu verhalten.

Das Lerngebiet „Medizinische Soziologie“ erstreckt sich auf insgesamt 40 Stunden. Das vorliegende Thema ist unter „6.13.1.4 Verarbeitung und Bewältigung von Krankheit und Behinderung“ (ca. 10 Stunden) benannt. Die dort beschriebenen Ausführungen zum Thema lauten:

„Sie besitzen Kenntnisse über die - Krankheitsbewältigungsformen

Bewältigung (Coping) als subjektiv empfundene Minderung und die Ergebnisse der Bewältigung, oder Beseitigung der Belastung [...]

- emotional ausgerichtete Bewältigungsform

- kognitive Bewältigungsform

- direktes Handeln

- Einsatz von Abwehrmechanismen als Teil der jeweiligen Bewältigungsform“

(Thüringer Lehrplan für den Beruf Ergotherapie)

3.6 Zugänglichkeit

Der vorliegende Unterrichtsgegenstand wird den Schülern durch verschiedene didaktische Mittel zugänglich gemacht.

1. Zusammenhänge durch ein Modell verstehen (Struktur, Abfolge und Visualisierung)

2. Sachverhalte durch Beispiele erfassen und analysieren: Die gewählten Fälle nehmen Bezug auf die ergotherapeutische Berufspraxis, indem sie von Patienten mit unterschiedlichen Krankheitsbildern handeln.

3. Perspektive der Patienten einnehmen

4. Theoretische Grundlagen eigenständig erarbeiten

5. Kognitive Aktivierung durch Fragen entwickelnden Unterricht

6. Sicherung der erarbeiteten Inhalte durch Wiedergabe des Lerngegenstandes im Rahmen der Ergebnis-Präsentation

4 Didaktische Reduktion

Das Thema Krankheitsbewältigung ist groß und unübersichtlich. Verschiedene Autoren (Lazarus, Siegrist, Corbin & Strauss, Kübler-Ross u.a.) haben dazu unterschiedliche Theorien und Taxonomien entwickelt. Es gibt Klassifikationsschemata die sich auf unterschiedliche Ebenen der Bewältigung beziehen, jedoch keine einheitliche Taxonomie. Um einen geeigneten und klar strukturierten Unterrichtsgegenstand zu gebrauchen, war eine Reduktionsentscheidung nötig. Da das Transnationale Stressmodell von Richard Lazarus als geeignetes Modell ausgewählt wurde, sollten auch die von ihm entwickelten Coping-Strategien verwendet werden. Auch andere Bewältigungsformen wären für den geplanten Unterricht theoretisch geeignet gewesen. Aus der Fülle der verschiedenen Formen wurde jedoch aus pädagogischen Gründen und wegen der begrenzten Zeit eine kleine Auswahl herausgesucht. Richard Lazarus spricht teilweise von zwei und teilweise von drei Coping-Strategien (Lazarus).

Teilweise ergänzt er die zwei am Ende stehenden Coping-Strategien durch das Neubewerten und Lernen nach der Entscheidung für eine der beiden Bewältigungsstrategien. Hier wird die dritte Bewertungsstufe gleichzeitig zu einer dritten Bewältigungsstrategie. Aufgrund des begrenzten Zeitfensters für die vorliegende Unterrichtseinheit war eine Reduktion auf die drei von Lazarus beschriebenen Coping-Strategien ebenfalls notwendig (statt weitere Unterscheidungen von Bewältigungsformen mit einfließen zu lassen). Da die Lernenden im zweiten Ausbildungsjahr sind und einen ersten Einblick in die Thematik Krankheitsbewältigung erhalten, ist eine gute Handhabbarkeit und Strukturierbarkeit durch eben diese Reduktion gegeben. Auch die Aspekte rund um das Thema Krankheitsbewältigung wurden nach Relevanz auf das Wesentliche reduziert.

5 Kompetenzen

Die im vorliegenden Unterricht anzubahnenden Kompetenzen sind nach dem KMK-Kompetenzbegriff ausgerichtet. Der KMK-Kompetenzbegriff eignet sich für die vorliegende Unterrichtskonzeption, da er die unterschiedlichen Kompetenzdimensionen beinhaltet. Alle Kompetenzdimensionen des KMK-Begriffs werden abgebildet. In der untenstehenden Tabelle ist aus Gründen der übersichtlichen Veranschaulichung außer der Kompetenz die jeweilige im Verlauf des Unterrichts stattfindende Handlung der Schüler aufgeführt. „Handlungskompetenz entfaltet sich in den Dimensionen von Fachkompetenz, Humankompetenz und Sozialkompetenz." (KMK 2017)

5.1 Kompetenzen tabellarisch

Tabelle 4: Kompetenzen und Handlungsebene

Anzubahnende Kompetenz		Handlungsebene/ Aktivitäten der SuS
1. Die SuS reflektieren die Lage eines Patienten mit einer schwerwiegenden Diagnose, (Methodenkompetenz, Humankompetenz)	indem sie	auf eine Metaplankarte notieren, wie sie mit einer schwerwiegenden Diagnose umgehen würden.
2. Die SuS erarbeiten Grundlagen zum Thema Krankheitsbewältigung, (Methodenkompetenz)	indem sie	im Rahmen des mediengestützten Unterrichtsgesprächs Informationen aufnehmen, aktiv mit einbezogen werden und Fragen stellen können.
3. Die SuS erschließen den Aufbau des Transaktionalen Stressmodells nach Richard Lazarus, (Sachkompetenz)	indem sie	gemeinsam mit der Lehrkraft das Lazarus Modell am Whiteboard entwickeln und nachvollziehen.
4. Die SuS differenzieren drei theoretische Arten des Copings,	indem sie	sich drei Coping-Strategien anhand eines Textes inhaltlich

(Sachkompetenz)		erarbeiten.
5. Die SuS identifizieren Coping-Strategien und Abwehrmechanismen innerhalb eines Falls, (Urteilskompetenz, Methodenkompetenz)	indem sie	sich in Gruppen mit einem Fall von angewandtem Coping beschäftigen und die jeweilige Coping-Strategie herausfinden.
6. Die SuS verinnerlichen die gelernten Inhalte zum Thema Krankheitsbewältigung und Coping-Strategien, (Sachkompetenz, Methodenkompetenz)	indem sie	die erarbeiteten Ergebnisse vor der Klasse präsentieren.
7. Die SuS klassifizieren eigene Bewältigungsmöglichkeiten nach dem erarbeiteten Schema, (Urteilskompetenz, Methodenkompetenz)	indem sie	die zu Beginn notierten Antworten je einer der drei Coping-Strategien zuordnen.
8. Die SuS verknüpfen den Unterrichtsgegenstand mit der beruflichen Lebenswelt, (Urteilskompetenz)	indem sie	die Bedeutung und Relevanz des Themas vor dem eigenen beruflichen Praxisfeld reflektieren.

9. Die SuS kooperieren und kommunizieren auf fachlicher Ebene, (Sozialkompetenz)	indem sie	in Gruppenarbeit interagieren und einen strukturierten Arbeitsauftrag erledigen.

5.2 Lehrziele

1. Die Auszubildenden kennen und verstehen alle drei Bewertungsstufen des Lazarus-Modells:
   a) Bewertung des Reizes: Ist er irrelevant, positiv oder gefährlich?
   b) Bewertung der eigenen Ressourcen: Reichen meine Ressourcen, um die Belastung zu bewältigen?
   c) Bewertung der angewandten Strategie: Wie gehe ich in Zukunft mit ähnlichen Belastungen um?
2. Die Auszubildenden kennen die Definition von Krankheitsbewältigung nach Siegrist und wissen, dass Krankheitsbewältigung
   a) intrapsychisch und
   b) interpersonell

   erfolgt.
3. Die Auszubildenden unterscheiden drei theoretische Bewältigungsstrategien: problem- emotions- und kognitions- bzw. bewertungsorientiertes Coping.
4. Die Auszubildenden sind in der Lage jede der drei erarbeiteten Coping-Strategien mittels Fallanalyse zu identifizieren.
5. Die Auszubildenden können mögliche Bewältigungsformen durch Identifikation mit der Patientenrolle reflektieren und diese den drei Kategorien zuordnen.
6. Die Auszubildenden wissen, was Abwehrmechanismen sind und wie diese im Verhältnis zu Coping stehen. Sie können die jeweiligen Abwehrmechanismen mithilfe der ausgehändigten Tabelle den drei Coping-Strategien zuordnen.

Das im Thüringer Lehrplan für Ergotherapie beschriebene Lerngebiet der Medizinischen Soziologie weist eine Makrostruktur auf. Zu dieser Makrostruktur gehören nachfolgende Themen:

- Soziologie der Kranken, soziale Rechte und Pflichten des Patienten
- Krankheitsgewinn (Beziehungen zur Psychosomatik), Reaktionen des sozialen Bezugssystems
- Belastungen, die durch Krankheit ausgelöst werden (verändertes Selbstkonzept, emotionales Gleichgewicht, Behinderung hinnehmen, Entscheidungsprozesse)
- Intrapersonelle Ressourcen des Patienten, subjektive Bewertung der Krankheit, Einfluss von Krankheitsgewinn

An dieser Stelle bettet sich das Unterrichtsthema „Krankheitsbewältigungsformen", das in der Mikrosequenz des vorliegenden Unterrichtsentwurfs ausführlich beschrieben wird. Im Anschluss an diese Unterrichtseinheit erfolgen innerhalb der Makrostruktur noch folgende Themen:

- Unterstützung der Krankheitsbewältigung durch den Therapeuten
- Soziale Strukturen und deren Auswirkungen: Sozialgefüge im Krankenhaus, gesellschaftliche Bewertung, Krankheitserleben

Die Lernenden haben bereits gelernt, wie durch Krankheit ausgelöste Belastungen aussehen und wissen, dass beispielsweise das emotionale Gleichgewicht als Folge gestört sein kann. Die in der vorigen Unterrichtseinheit behandelte Thematik „Intrapersonelle Ressourcen des Patienten" kann den Lernenden helfen, das Modell von Lazarus besser zu verstehen, da es in der zweiten Bewertungsstufe u.a. um eben solche intrapersonellen Ressourcen geht.

Der geplante Unterricht findet am 09.05.2017 um 9.45 Uhr im IpW Institut für pflegerische Weiterbildung GmbH über einen Zeitraum von 70 Minuten statt. Das für den Unterricht gewählte Phasierungsmodell nach Grell/ Grell, eignet sich aufgrund seiner didaktisch planvollen und in sich geschlossenen Struktur einerseits für das Thema und andererseits für die Lerngruppe. Im Einstieg werden den Lernenden wichtige Grundlagen zum Thema vermittelt und in der Erarbeitung erschließen sie sich auf Grundlage des Basiswissens vertiefende Zusammenhänge. Gleichzeitig wenden die Lernenden das erarbeitete Wissen in der Erarbeitung an. In der Ergebnissicherung wird nicht nur das angewandte und erarbeitete Wissen wiederholt, sondern auch als Lernerfolg sicht- und messbar. Im Transfer wird das angeeignete Wissen abstrahiert und transzendiert. Die fünf Phasen sind in der untenstehenden Tabelle zusammen mit der didaktischen Zielorientierung dargestellt.

Tabelle 4: Fünf-Phasen-Modell mit didaktischer Zielorientierung

Phase	Didaktische Zielorientierung
1. Einstieg	• Um welches Thema geht es? • Einstimmen auf das Thema • Wie wird der Unterricht ablaufen? • Relevante Informationen und Aspekte • Theoretische Grundlagen und Annahmen
2. Erarbeitung	• Selbsterarbeitung wichtiger theoretischer Grundlagen • Kognitive Aktivierung • Fallanalyse/ Bezug zur beruflichen Lebenswelt
3. Ergebnissicherung	• Vertiefen und Festigen der Lerninhalte

4. Transfer	• Wissenstransfer • Patientenperspektive
5. Stundenschluss	• Nachvollziehbarkeit der Relevanz und Bedeutung des Themas

7.1 Einstieg

Die Einstiegsphase gliedert sich in drei einzelne Abschnitte: Eingangsfrage, PowerPoint Präsentation und Vorstellung des transaktionalen Stressmodells nach Richard Lazarus.

7.1.1 Eingangsfrage

Nachdem die Lehrkraft sich und das Thema der Stunde vorgestellt hat, beginnt sie den Unterricht mit einer Frage, die jeder Schüler allein bearbeiten soll, indem er die Antwort auf eine ihm vorgelegte Moderationskarte notiert. Die Frage lautet: „Sie erhalten eine schwerwiegende Diagnose. Wie gehen Sie damit um?" Die Lernenden werden gebeten einen Moment nachzudenken und dann ihre Antworten auf ein oder mehreren Karten zu notieren. Es gibt keine Begrenzung für die Anzahl an Karten, aber jeder muss mindestens eine Karte beschriften. Die Lehrkraft sammelt die Karten ein und befestigt sie an der Rückseite des Whiteboards. Sie gibt den Lernenden zu verstehen, dass man zu einem späteren Zeitpunkt auf die Karten zurückkommen werde. Nach diesem „Warm up" stellt die Lehrkraft den Lernenden die Agenda zur bevorstehende Unterrichtsstunde auf einem Flipchart vor. Die Lernenden sollen sich auf das Thema einstimmen können und gleich zu Beginn die Patientenperspektive einnehmen. Die Patienten bezogene Arbeit der Ergotherapeuten erfordert ein hohes Maß an Empathie.

7.1.2 Vorstellung der Agenda

Die Schüler sollen erst im Anschluss an die Eingangsfrage einen groben Überblick zum Ablauf der Unterrichtsstunde in Form eines Flip Chart Posters erhalten. Die Agenda wird aus folgenden Punkte bestehen:

- Eingangsfrage
- PowerPoint-Präsentation
- Vorstellung des Lazarus-Modells
- Gruppenarbeit
- Ergebnis-Präsentation
- Auswertung der Eingangsfrage
- Zusammenfassung

Die Agenda macht den Unterricht für die Schüler transparent. Sie sind informiert und können sich auf das Unterrichtsgeschehen einstellen. Das Vorstellen der Agenda entspricht dem kognitionsorientierten Ansatz nach Grell/ Grell (Poser at al.).

7.1.3 PowerPoint-Präsentation

Die vorbereitete PowerPoint-Präsentation wird gestartet. Es werden Informationen und wichtige Aspekte zum Thema Krankheitsbewältigung vermittelt. Zu Beginn, werden die Schüler gebeten, Synonyme zum Verb „bewältigen" zu finden. Diese kleine Übung soll eine weitere Einstimmung ins Thema (neben dem Einstieg ins Thema durch die Eingangsfrage) ermöglichen. Die Begriffe „intrapsychisch" und „interpersonell", die in der Definition von Krankheitsbewältigung nach Siegrist vorkommen, werden von der Lehrkraft erläutert und ans Whiteboard geschrieben. An späterer Stelle wird darauf noch einmal Bezug genommen. Die Lehrkraft bezieht die Schüler durch gezielte Fragen mit ein. Die Schüler sollen theoretische Grundlagen und Zusammenhänge des Themas nachvollziehen können. Die PowerPoint-Präsentation veranschaulicht die Inhalte plakativ und strukturiert und eignet sich daher als Medium. Inhaltlich geht es um Ziele der Krankheitsbewältigung, den Aspekt soziale Unterstützung, die (mögliche) Diskrepanz zwischen Anforderung und Handlungsspielraum und um die Bedeutung von Krankheitsbewältigung. Nach der PowerPoint-Präsentation erhalten die Lernenden eine schriftliche Zusammenfassung der in der Präsentation vermittelten Inhalte.

7.1.4 Vorstellung des transaktionalen Stressmodells

Die Lehrkraft beginnt die Vorstellung des Lazarus-Modells[8] mit einigen Daten zur Person Richard Lazarus'. Sie erklärt, dass der Name zwar eigentlich amerikanisch ausgesprochen werden müsste, aber im Unterrichts-Kontext deutsch ausgesprochen wird, da die deutsche Aussprache des Namens „Lazarus" in Verbindung mit seinem Modell hier in Deutschland gebräuchlicher ist. Bevor die Lehrkraft beginnt, das Modell selbst vorzustellen, erläutert sie Annahmen und Grundlagen zum Modell. Um die Zusammenhänge und einzelnen Faktoren des transaktionalen Modells von Lazarus zu verstehen, eignet sich ein schrittweise vorgestelltes, sich entwickelndes Tafelbild. Das bedeutet, dass sie mithilfe eines Metaplan-Karten-Clusterings das gesamte Modell am Whiteboard in einzelnen Schritten darstellt. Bunte Farben und aussagekräftige Schlagwörter untermauern die Erklärungen der Lehrkraft. Einzelne Schritte werden nachvollziehbar; Wechselwirkungen und sich gegenseitig bedingende Faktoren können veranschaulicht werden. Die einzelnen Bewertungsstufen werden mithilfe von in Denkblasen stehenden Fragen besser veranschaulicht. Nach dem das Modell vorgestellt wurde, bekommen die Lernenden das Modell als Abbildung und mit Beschreibung ausgehändigt. Die Darstellung auf dem Skript unterscheidet sich vom Tafelbild. Den Lernenden wird erläutert, dass die Abbildung anders aussieht, inhaltlich aber kongruent ist.

7.2 Erarbeitung

Um in die Phase der Erarbeitung zu starten, teilt sich die Klasse in drei Gruppen auf und begibt sich zu den vorbereiteten Stühlen. Die Lernenden erhalten das Skript „Drei Formen des Copings und je 3er-Gruppe ein Fallbeispiel mit dem entsprechenden Arbeitsauftrag. Wenn alle Schüler die Tabelle mit den Formen des Copings vorliegen haben, erläutert die Lehrkraft das Skript kurz und weist auf die in Fußnoten übersetzten Fremdwörter hin. Die Erarbeitung gliedert sich in zwei Phasen:

---

[8] Der Einfachheit halber wird - statt von transaktionalem Stressmodell nach Richard Lazarus – abgekürzt von „Lazarus-Modell" gesprochen. Dies wird auch im Unterricht so gehandhabt und den Lernenden erklärt.

1. Textarbeit
2. Gruppenarbeit mit Fallanalyse und Arbeitsauftrag

Die Lernenden sollen zunächst das Skript: „Drei Formen des Copings" zu lesen. Hier werden theoretische Grundlagen zu den drei Coping-Strategien und den damit in Zusammenhang stehenden Abwehrmechanismen erarbeitet. Die drei Coping-Strategien sind in einer farblich gestalteten Tabelle im Querformat mit jeweiliger Beschreibung übersichtlich aufgeführt. Die dazugehörigen Abwehrmechanismen sind im unteren Teil der Tabelle aufgelistet. Da letztere mehrere Fremdwörter enthalten, sind diese in Form von Fußnoten erläutert. Die Erarbeitung nach Lesen des Textes lässt sich wiederum in zwei Phasen untergliedern:

1. Lesen und Analysieren des Fallbeispiels
2. Bearbeiten der Aufgaben

Jede Gruppe erhält ein anderes Fallbeispiel (Arbeitsblatt 1 – 3) und jeweils dazu den gleichen Arbeitsauftrag. In dieser Phase steht die Lehrkraft den Schülern bei Fragen und Unklarheiten zur Verfügung. Die Fallanalyse eignet sich für die Ergotherapie-Auszubildenden, da sie auch später in der Praxis fallbezogen und analytisch arbeiten müssen. Das mit einem Bild versehene Fallbeispiel soll Interesse wecken und einen emotionalen Zugang zu den Schülern ermöglichen. Die Fälle sind so gewählt, dass sie in der Arbeitswelt der Ergotherapeuten tatsächlich vorkommen könnten. Da es sich um eine heterogene Lerngruppe handelt, bietet sich die Gruppenarbeit als Sozialform an, denn die verschiedenen Charaktere der Schüler können sich in dieser Sozialform besonders gut ergänzen. Da die Klasse verhältnismäßig klein ist, ist die Aufteilung in drei Dreiergruppen eine sinnvolle Konstellation. Es bietet sich an, drei Coping-Strategien auf drei Gruppen zu verteilen.

Tabelle 5: Übersicht über die Gruppenarbeit

Abschnitte	Wer?	Was?	Zeit
1. Textarbeit	Alle SuS in allen Gruppen	Skript (Tabelle): Drei Formen des Copings (nach	Ca. 5 Min. (jedoch freie Zeiteinteilung)

		Richard Lazarus)	
2. Fallanalyse	Alle Gruppenmitglieder innerhalb der 3er Gruppe[9]	Je ein Fallbeispiel pro Gruppe (Arbeitsblatt 1-3)	Ca. 5 Min. (freie Zeiteinteilung)
3. Bearbeitung der Aufgaben	Alle Gruppenmitglieder innerhalb der 3er-Gruppe	Arbeitsauftrag s.o.	Ca. 5 Min. (freie Zeiteinteilung)
4. Absprachen zur Aufteilung der Aufgaben	Alle Gruppenmitglieder innerhalb der 3er-Gruppe	Aufgabenteilung im Arbeitsauftrag beschrieben -> erfolgt nach individueller Absprache innerhalb der Gruppe	Hier keine Zeitangabe

Die Erarbeitungszeit inklusive Textarbeit, Fallanalyse und Bearbeitung des Arbeitsauftrags darf mindestens 15 Minuten betragen. Da die zu lesenden Texte sehr kurz und die Fälle recht übersichtlich sind, scheint diese Zeitvorgabe realistisch. Die für die Gruppenarbeit konzipierten drei Fallbeispiele beschreiben Patienten, die jeweils eine bestimmte Krankheit (Oberschenkelhalsfraktur, Schlaganfall und Krebs) mit verschiedenen Coping-Strategien bewältigen. Die Fälle sind so konzipiert, dass je eine der Strategien vorwiegend erkennbar ist und die zwei weiteren eine

[9] Wenn es Schüler gibt, die an diesem Tag fehlen, fällt die Gruppengröße entsprechend kleiner aus.

untergeordnete Rolle spielen. Der zu den Fallbeispielen jeweils (für alle der gleiche) hinzugefügte Arbeitsauftrag lautet wie folgt:

1. Finden Sie heraus, welche Coping-Strategie im Fallbeispiel in erster Linie angewandt wurde und welche Coping-Strategie eine eher untergeordnete Rolle spielt.
2. Analysieren Sie das Bewältigungsverhalten; suchen Sie gezielt nach Abwehrmechanismen (Nehmen Sie das Skript: „Drei Formen des Copings" zu Hilfe) und listen diese auf.
3. Beschäftigen Sie sich mit der Coping-Strategie, die im Fallbeispiel in erster Linie zu erkennen ist, um diese der Gruppe im Rahmen der Ergebnis-Präsentation zu erläutern.
4. Verteilen Sie nun die Aufgaben innerhalb der Gruppe:
    a. Ein Gruppenmitglied trägt den Fall zusammenfassend mit eigenen Worten vor.
    b. Ein weiteres Gruppenmitglied nennt die Coping-Strategien sowie die im Fallbeispiel vorhandenen Abwehrmechanismen und begründet dieses Ergebnis kurz anhand des vom Patienten praktizierten Verhalten (auf den Text beziehen).
    c. Das dritte Gruppenmitglied erläutert der Klasse die Coping-Strategie, die im Fallbeispiel an erster Stelle steht. (Als Grundlage dient hier das Skript: „Drei Formen des Copings)

7.2 Ergebnissicherung

Die Lernenden tragen ihre Ergebnisse der Reihe nach je Gruppe der Klasse vor. Während der Ergebnis-Präsentation sitzen die Lernenden wieder im Stuhlkreis (Die Gruppen sitzen möglichst beieinander) und tragen die Ergebnisse vom Platz aus vor. Laut Arbeitsauftrag ist jedem Schüler eine andere Aufgabe zugewiesen. Unterlagen können benutzt werden. Das Zeitfenster für die Ergebnispräsentation beträgt fünf Minuten pro Gruppe. Während die Lernenden ihre Ergebnisse vortragen, reagiert die Lehrkraft entsprechend mit Bestätigung oder Lob bzw. falls nötig, mit Korrektur. Um jedoch an dieser Stelle unrichtige Ergebnisse zu vermeiden, bietet die Lehrkraft ihre Unterstützung diesbezüglich schon während der Erarbeitungsphase an.

7.2.1 Erwartungshorizont

Der von der Lehrkraft festgelegte Erwartungshorizont beinhaltet:

- Vollständiges Abarbeiten der gestellten Aufgaben
- Jedes Gruppenmitglied kommt zu Wort.
- Alle Teile des Arbeitsauftrags werden der Klasse strukturiert vorgetragen.
- Die gestellte Aufgabe wird im Sinne der Anforderung gelöst: Identifizieren der Coping-Strategien, Erläutern einer der Strategien (der Strategie, die im Fallbeispiel vordergründig auftaucht)
- Die Gruppen halten die zeitliche Vorgabe weitestgehend ein.

Im Rahmen des Präsentierens können die Schüler ihre erarbeiteten Ergebnisse darlegen und dem Rest der Klasse zugänglich machen. Das strukturierte Präsentieren der erarbeiteten Ergebnisse wird ebenso trainiert wie Artikulation und freies Sprechen vor der Klasse.

7.2.2 Lösungen

Fall 1: Emotionsorientiertes Coping steht an erster Stelle, eine untergeordnete Rolle spiel kognitions-, bzw. bewertungsorientiertes Coping. Abwehrmechanismen: Selbstbedauern, emotionale Entlastung, Resignation, Ablenken, Problemanalyse

Fall 2: Problemorientiertes Coping steht an erster Stelle, eine untergeordnete Rolle spielt kognitions-, bzw. bewertungsorientiertes Coping. Abwehrmechanismen: Hadern, Haltung bewahren, dissimulieren

Fall 3: Kognitions-, bzw. bewertungsorientiertes Coping steht an erster Stelle, eine untergeordnete Rolle spielt emotionsorientiertes Coping. Abwehrmechanismen: Dissimulieren, Emotionale Entlastung, Relativieren, Problemanalyse, Akzeptieren, Valorisieren, Sinngebung

Ansonsten gehört zu den Lösungen, die Schilderung des jeweiligen Falls und die Erläuterung der Coping-Strategie (Die Erläuterung der jeweiligen Coping-Strategie soll auf Grundlage des an die Schüler verteilten Skripts: „Drei Coping-Strategien“ erfolgen), die im jeweiligen Fall an erster Stelle steht.

7.3 Transfer

Nun klappt die Lehrkraft das Whiteboard zurück und bringt die zu Beginn beschriebenen Metaplan-Karten zum Vorschein. Sie erläutert die bevorstehende Aufgabe wie folgt: Die Lernenden sollen die selbst beschriebenen Bewältigungsmöglichkeiten in die drei im Unterricht behandelten Kategorien einordnen. Zu diesem Zweck schreibt sie die drei Coping Strategien mit verschiedenen Farben ans Whiteboard. Sie beginnt den Lernenden die Karten einzeln vorzulesen und fragt, welche Bewältigungsstrategie in welche Kategorie einzuordnen ist. Wenn an dieser Stelle noch genügend Zeit vorhanden ist, werden die Lernenden gebeten, die Karten den entsprechenden Kategorien selbst zuzuordnen. Dies würde so ablaufen, dass ein Schüler, der sich freiwillig meldet, nach vorne kommt, um die jeweilige Karte passend zu platzieren und bei der nächsten Karte der Nächste und immer so weiter. Manche Bewältigungsmuster lassen sich möglicherweise nicht eindeutig zuordnen und werden zwischen zwei Strategien platziert. Die Lehrkraft bleibt dabei mit den Lernenden im Austausch. Nach der Zuordnung der Karten wird das Ergebnis gemeinsam betrachtet und (falls die Zeitplanung es zulässt)

diskutiert. Wie ließe sich beispielsweise erklären, dass die Klasse vorwiegend Bewältigungsstrategien einer bestimmten Kategorie gewählt hat? Inwieweit wurden von den Lernenden auch Abwehrmechanismen gewählt? Oder handelt es sich in erster Linie um konstruktive, bzw. problemorientierte Bewältigungsstrategien?

Diese Methode lässt die Lernenden eigene Gedanken zu selbst wählbaren Bewältigungsmöglichkeiten nachträglich in ein ihnen zugänglich gemachtes Klassifikationsschema einordnen. Sie können so den Bezug der eigenen Psyche zu den von Betroffenen gewählten Bewältigungsformen herstellen und verstehen die Dimensionierung der Entstehung von Bewältigungsprozessen. Da die Patienten bezogene Arbeit der Ergotherapeuten ein hohes Maß an Einfühlung und Hineindenken in die Lebenswelt der Betroffenen erfordert, ist es sinnvoll, Schüler auf

Grundlage des eigenen Denkens für das Agieren und Reagieren der Patienten in Krisensituationen und krankheitsbezogenen Problemlagen zu sensibilisieren.

7.4 Stundenschluss

Im Stundenschluss fasst die Lehrkraft die wesentlichen Inhalte der Unterrichtsstunde zusammen und gibt der Klasse die Möglichkeit, Fragen zu klären oder Gedanken zum Thema zu äußern. Die Zusammenfassung dient der Wiederholung und der veranschaulichenden Kontraktion der Inhalte. Zum Schluss führt die Lehrkraft den Schülern vor Augen, wie bedeutend das Thema im Zusammenhang mit der Berufspraxis der Ergotherapie ist. Um Patienten therapeutisch zu unterstützen und zu begleiten, ist es wichtig, deren Bewältigungsmuster zu kennen und zu verstehen. Diese Methode dient der Abrundung und Vollendung des Unterrichts. Die wesentlichen Inhalte sollen hier von der Lehrkraft zusammengefasst und mit dem beruflichen Arbeitsfeld der Ergotherapeuten bzgl. ihrer Relevanz und Bedeutung kontextualisiert.

8 Verlaufsplan mit Phasierung

Tabelle 7: Übersicht Mikrosequenz mit Phasierung

Phase	Inhalte, Handlungsmuster	Methoden	Medien, Sozialform
Einstieg	Lazarus-Modell, Coping und Faktoren, Abwehr-mechanismen	Schriftliches Brainstorming, PPP[10], Tafelbild mit Metplan-Karten	Einzelarbeit, Frontalunterricht
Erarbeitung	Drei Copingstrategien, verschiedene Fälle	Textstudium, Fallanalyse,	Gruppenarbeit

[10] PowerPoint-Präsentation

		Arbeitsauftrag	
Ergebnissicherung	Fallbezogene Copingstrategien	Präsentation	Gruppenarbeit
Transfer	Zuordnungselbst gefundener Strategien	Diskussion	Frontalunterricht
Stundenschluss	Bedeutung von Coping im beruflichen Kontext der Ergotherapie	Lehrervortrag	Frontalunterricht

9 Reflexion der Planung

9.1 Erarbeitung des Themengebiets

Nach Erhalt des zu unterrichtenden Themas „Krankheitsbewältigungsformen“ ging es zunächst darum, Kenntnisse über das Thema selbst zu erlangen. Was beinhaltet dieses Thema und wovon handelt es genau? Zu diesem Zweck wurden soziologische Bücher und fachliche Internetliteratur gesichtet und untersucht. Dabei stellte sich heraus, dass das Thema sehr breit gefächert und in der Literatur sehr unterschiedlich und vielfältig beschrieben wird. Aspekte und Dimensionen von Krankheitsbewältigung wurden sowohl in der Psychologie als auch in der Soziologie bzw. medizinischen Soziologie aus sehr unterschiedlichen Perspektiven beleuchtet. Viele Autoren beschäftigten sich mit Krankheitsbewältigung und entwickelten Theorien dazu weiter. (Lazarus, Siegrist, Corbin & Strauss, Kübler-Ross u.a.) Schnell war erkennbar, dass „Krankheitsbewältigung“ im Rahmen von Kategorisierungen in der deutschen Fachliteratur sehr häufig als „Coping“ bezeichnet wird. Grundlage für die thematische Erarbeitung bildete auch der für den Beruf Ergotherapeut verbindliche Thüringer Lehrplan. Das Einlesen in die Fachliteratur zum Thema erfolgte besonders am Anfang, setzte sich aber auch während des Erstellens der Sachanalyse und der Gesamtplanung des Unterrichts weiter fort. Wenn neue

Aspekte auftauchten, wurde gezielt danach gesucht, um Lücken und Unklarheiten zu beseitigen.

9.2 Überlegungen

Hier sei angemerkt, dass der Planungsprozess sich nicht vollständig in seiner Breite und Tiefe darstellen lässt, da er sich aufwändig und sehr komplex gestaltete. In Kapitel 9 sollen jedoch wichtige Pfeiler und Aspekte zum Planungsprozess angeführt und reflektiert werden.

9.2.1 Überlegungen zum Thema

Das Thema wurde als interessant und wichtig empfunden. Die Erkenntnis, dass Abwehrmechanismen zweckdienlich und sogar nützlich sein können, war z.B. neu, aber sehr einleuchtend. Die unterschiedliche Art wie Menschen aufgrund ihrer individuellen Biografien, Erfahrungen und persönlichen Ressourcen, Krankheit bewerten und daraufhin entsprechend bewältigen oder auch abwehren, ist vielfältig und auf den ersten Blick nicht – ohne das entsprechende Fachwissen – nicht gleich zu durchschauen. Bemerkenswert ist auch, wie sich Krankheitsbewältigung auf den Ebenen des Handelns, des Fühlens und des Denkens entfaltet und dass es letztendlich viel wichtiger ist wie eine Krankheit bewältigt wird, als was die Krankheit ausmacht.

9.2.2 Überlegungen zur Klasse

Die Klasse sollte einen für sie überschaubaren Unterrichtsgegenstand mit klarer Struktur und einleuchtenden Inhalten erhalten. Im Vordergrund standen bei diesen Überlegungen das Wecken von Interesse, die Nachvollziehbarkeit der Inhalte, die Überschaubarkeit und Handhabbarkeit des Unterrichtsgegenstandes und die Relevanz für die Ergotherapeutenausbildung.

9.2.3 Überlegungen zum Beruf des Ergotherapeuten

Der Hintergrundgedanke bzgl. der thematischen Fokussierung für Ergotherapie-Auszubildende bestand darin, dass die zukünftigen Ergotherapeuten im Patientenkontakt mit verschiedenen Krankheitsbildern zu tun haben. Sie fördern, begleiten und therapieren in rehabilitierenden Settings. Den Blick für die Art der Krankheitsbewältigung des zu behandelnden Patienten zu bekommen, scheint für die Arbeit am Patienten von großer Relevanz und Wichtigkeit zu sein. Empathie, Verständnis und konstruktive Begleitung können so auf einer auf Hintergrundwissen basierenden fachlichen Art und Weise erfolgen.

9.3 Auswahl der Inhalte

Die Auswahl der Inhalte erfolgte erst nach Erschließung des gesamten Themengebiets; stand aber insgesamt schon mehr am Anfang und bildete die Grundlage für die weitere Planung und Entwicklung des Unterrichtskonzepts.

9.3.1 Das Lazarus-Modell

Das Lazarus Modell wurde im Modul Medizinische Soziologie im Rahmen des Studiums behandelt und hier in den Zusammenhang zu Krankheitsbewältigung und sozialer Anpassung gestellt. Auch wenn das Modell zum Thema „Stress" passt, lässt es sich gut im Rahmen des Themas „Krankheitsbewältigung" verwenden. Die Wahl der entsprechenden Coping-Strategie beruht nach Lazarus auf individuellen Bewertungen des Individuums. Dieser Sachverhalt ist als Unterrichtsgegenstand daher gut geeignet, weil für die Lernenden plausibel und nachvollziehbar. Das Modell soll zu einem umfassenden Verständnis des Bewältigungsprozesses auf Seiten der Lernenden führen.

9.3.2 Die Coping-Strategien

Die Coping-Strategien sind in der gewählten Bandbreite gut zu unterscheiden und zu verstehen. Die Wahl einer Coping-Strategie ist von individuellen Faktoren beeinflusst, die im Lazarus Modell einfließen. Jede der drei Coping-Strategien bildet jeweils ein exemplarisches und theoretisches Grundmuster. In der Realität gibt es jedoch Kombinationen und Überschneidungen. Dieser Sachverhalt wird den Lernenden vermittelt und ihnen später durch die Bearbeitung der Fallanalysen nähergebracht.

9.3.3 Allgemeines zum Thema Krankheitsbewältigung

Definition und wichtige Aspekte zum Thema „Krankheitsbewältigung“ wurden dem Buch *Medizinische Soziologie* von Johannes Siegrist (2005) entnommen. Hier wird nicht nur beschrieben, was Krankheitsbewältigung ist und bedeutet, sondern auch wozu sie dient und wie sie vom Patienten erarbeitet wird. Die Informationen zum Aspekt „Abwehr“, bzw. „Abwehr und Coping“ wurden der Fachliteratur im Internet entnommen (Fabry) und da für den Unterricht als relevant erachtet, in die Planung übernommen und eingearbeitet. Es wurde ermittelt, dass die Theorie zu den Abwehrmechanismen ursprünglich aus der Psychoanalyse stammt.

9.4 Erstellen des Materials

9.4.1 Die Skripte

Die Übersicht in Form einer Tabelle im Querformat, auf der die drei Coping-Strategien theoretisch beschrieben werden und auf der auch die jeweiligen Abwehrmechanismen den Strategien zugeordnet sind, soll den Lernenden als Erarbeitungsgrundlage dienen. Die Lehrkraft erläutert die drei Kategorien nur kurz – als Vertiefung dient das Skript. Die Abwehrmechanismen und Verhaltensweisen, die in der Tabelle als Substantive aufgeführt sind, bestehen zu einem Großteil aus Fremdwörtern, die in Fußnoten jeweils übersetzt sind. Ein weiteres Skript, das für die SuS erstellt wurde, ist das zum Transaktionalen Stressmodell von Richard Lazarus. Auf dem Skript ist es farblich dargestellt und darunter wurden Erläuterungen zum Modell hinzugefügt. Dieses Skript sollte den Lernenden die Sicherung des vermittelten Modells für ihre Unterlagen bieten. Zusätzlich sollten sie auch die Inhalte der Präsentation zusammengefasst als Skript erhalten. Somit wurde ein weiteres Skript mit Überschriften und kurzen übersichtlichen Erläuterungen analog zu den Inhalten der Präsentation erstellt.

9.4.2 Fallbeispiele und Arbeitsauftrag

Die drei Fallbeispiele, die für die Gruppenarbeit konzipiert wurden, sind frei erfunden – wurden jedoch durch vorhandene Beispiele in der Literatur inspiriert. Hier galt es Coping-Strategien unterschiedlicher Art (entsprechend der drei im Unterricht behandelten Strategien) einzuflechten. Dies wurde so umgesetzt, dass je eine Strategie als vorherrschend erkennbar ist und ein oder zwei andere am Rande auftauchen. Die Strategien sollten zum einen identifizierbar sein, jedoch nicht allzu leicht zu finden sein. Hier war das Anpassen an das zugrunde gelegte Lernniveau (Niveaustufe 4) gefordert. Der Arbeitsauftrag sollte den Schülern ermöglichen, ein Gefühl für die Identifikation fallspezifischer Coping-Strategien zu bekommen.

9.4.3 Die PowerPoint-Präsentation

Die Präsentation wurde – wie oben bereits erwähnt, hauptsächlich anhand der Inhalte als aus dem Buch „Medizinische Soziologie“ von Johannes Siegrist erstellt. Die Folien wurden bzgl. Inhalten und Reihenfolge bewusst so arrangiert, dass sie einen logisch nachvollziehbaren Ablauf des Vortrags ermöglichen. Es wurde ein optisch ansprechendes, farblich einheitlich gestaltetes Layout gewählt.

9.4.4 Das Modell auf Metaplan-Karten

Die Planung der Modellvorstellung entwickelte sich entlang der zum Lazarus Modell beschrieben Grundlagenliteratur. Es wurde als sinnvoll erachtet, das Modell in einzelnen Schritten als sich am Whiteboard entwickelndes Modell zu planen. So ist gegeben, dass die Lernenden Faktoren, Schritte und Zusammenhänge nachvollziehen und verstehen können. Bei der Planung der Modellvorstellung wurden passende an die Lernenden zu richtende Fragen geplant und mögliche Erklärungsvarianten reflektiert. Die drei am Ende des Modells stehenden Coping-Strategien sollen mit den in der Präsentation enthaltenen Begriffen „intrapsychisch“ (fühlen und denken = emotions- und kognitions-/bewertungsorientiert) und „interpersonell“ (soziales Handeln = problemorientiert) für die Lernenden nachvollziehbar in Verbindung gebracht werden. Vor der Vorstellung des Models soll es um die Person Richard Lazarus und um grundlegende Annahmen im Rahmen der Modelltheorie gehen. Auch der direkte Bezug des Modells zum Thema „Krankheitsbewältigung“ soll hier erläutert werden.

9.5 Planung des Unterrichtsablaufs

Die Planung des Unterrichtsablaufs orientierte sich entlang des bereits zuvor erläuterten 5 Phasen-Modells nach Grell/ Grell. Die Eingangsfrage sollte einen spontanen und kognitiv aktivierenden Einstieg ins Thema ermöglichen. Die Agenda sollte bewusst erst danach vorgestellt werden, so dass die Eingangsfrage tatsächlich als Auftakt ganz zu Beginn erfolgt. Es war recht schnell klar, dass Vorstellung des Lazarus Modells und Präsentation mit relevanten Informationen zum Thema im Einstieg vorkommen sollten. Die Reihenfolge dieser beiden Elemente zu bestimmen, gestaltete sich jedoch als schwierig, da es zunächst unklar war, welche Reihenfolge logischer und zweckdienlicher für das Verständnis des Themas war. Irgendwann waren die Überlegungen dahingehend gereift, dass es sinnvoll erschien, zunächst mit allgemeinen Informationen zu beginnen (Präsentation) und im Anschluss das Modell, das mit drei spezifischen Coping-Strategien endet, vorzustellen. Eine weitere Überlegung hier war auch die, dass es sinnvoll erschien, direkt im Anschluss an die Erwähnung der drei Coping-Strategien mit der themenvertiefenden Gruppenarbeit zu beginnen.

10 Literatur

Bundesagentur für Arbeit (2017) Ergotherapeut/in, Ausbildung Berufsfachschule, Kurzbeschreibung, Die Tätigkeit im Überblick https://berufenet.arbeitsagentur.de/berufenet/faces/index;BERUFENETJSESSIONID=q0ij99r6TBjEeBVC4E0ESmbttQbkyVJg7QPg5t2yJbEVELDlNRrW!-361697096?path=null/kurzbeschreibung&dkz=8779 abgerufen am 25.04.2017

DQR Deutscher Qualifikationsrahmen (2017) DQR-Niveaus https://www.dqr.de/content/2315.php abgerufen am 21.04.2017

Dr. Fabry G., (2004) Vorlesung Medizinische Psychologie: Stress II – Coping und Abwehr http://www.medpsych.uni-freiburg.de/skripts/coping_04_05.pdf abgerufen am 17.04.2017

IB Medizinsche Akademie (2017), Ergotherapeut, Ergotherapeutische Verfahren https://www.med-akademie.de/index.html abgerufen am 25.04.2017

Klafki, W. (1991) Neue Studien zur Bildungstheorie und Didaktik. Zeitgemäße Allgemeinbildung und kritisch-konstruktive Didaktik, Basel/Weinheim (Beltz), S. 270 ff., zitiert aus Dr. Vornbaum, Fachdidaktik Deutsch, 2017Stangl, W. (2012). Abulie. http://www.vormbaum.net/index.php/download-center/universitaet-konstanz-studenten/allgemeines/2200-klafki-der-begriff-der-bedeutung/file abgerufen am 12.04.2017

KMK (2017) Handreichung für die Erarbeitung von Rahmenlehrplänen der Kultusministerkonferenz für den berufsbezogenen Unterricht in der Berufsschule und ihre Abstimmung mit Ausbildungsordnungen des Bundes für anerkannte Ausbildungsberufe http://www.kmk.org/fileadmin/Dateien/veroeffentlichungen_beschluesse/2007/2007_09_01-Handreich-Rlpl-Berufsschule.pdf abgerufen am 02.04.2017

Knecht, T. (2011) Das Transaktionales Stressmodell von Richard Lazarus, Bewertungsprozesse, Grin Verlag: 3

Lazarus, R.S.: *Stress and Emotion. A new Synthesis.* Free Association Books, London ISBN 1-85343-456-6

Lexikon der Psychologie (2017) Proaktives Coping http://www.spektrum.de/lexikon/psychologie/proaktives-coping/11844 abgerufen am 27.04.2017

Lexikon Online (2017) Formen des Coping http://lexikon.stangl.eu/36/coping/ abgerufen am 18.04.2017

Meyer, H: Was ist guter Unterricht? Berlin, 2004 http://www.fachdidaktik-einecke.de/1_Unterrichtsplanung/h_meyer_guter_unterricht.htm abgerufen am 14.04.2017

Pflegewiki http://www.pflegewiki.de/wiki/Coping#Drei_Arten_des_Copings_.28Stressbew.C3.A4ltigung.29 abgerufen am 19.04.2017

Poser, Märle, Schneider, Cordula (Hrg.) (2005). *Leiten, Lehren und Beraten.* Fallorientiertes Lehr- und Arbeitsbuch für PflegemanagerInnen und PflegepädagogInnen. Bern: Huber. 161-168

Sameiske, *S.* (2008) *Was ist Stress? - Das transaktionale Stressmodell von Lazarus* http://perspektive89.com/2008/was_ist_stress_das_transaktionale_stressmodell_von_lazarus abgerufen am 19.04.2017

Schwabe, A. (2010) Berner Bewältigungsformen BEFO, Testen und Entscheiden http://franke-stendal.de/WS0910/M.Sc.I.4-2009-2010/Schwabe_BEFO.pdf abgerufen am 20.04.2017

Siegrist J. (2005), Medizinische Soziologie, 6. Auflage, Urban und Fischer: 310

Stangel (2017) Werner Stangels Arbeitsblätter http://arbeitsblaetter.stangl-taller.at/PSYCHOLOGIEENTWICKLUNG/Entwicklungsaufgaben.shtml abgerufen am 21.05.2017

Stangl, W. (2012). Abulie. Lexikon für Psychologie und Pädagogik.www: http://lexikon.stangl.eu/7608/abulie/ (13-04-02) abgerufen am 17.04.2017

Stauder, B. (2003) Zusammenfassung des Beitrags von R. S. Lazarus & R. Launier Stressbezogene Transaktionen zwischen Person und Umwelt (S. 213-259) http://www.semestra.ch/data/files/stress_theorien_untersuchungen_massnahmen.pdf abgerufen am 19.04.2017

Tameling R. (2004) *Das Konzept der Stressbewältigung bei Richard S. Lazarus und die Salutogenese bei Aaron Antonovsky,* Grin Verlag http://www.grin.com/de/e-book/273780/das-modell-der-salutogenese-von-aaron-antonovsky abgerufen am 17.04.2017

Thüringer Lehrplan für Berufsbildende Schulen, Beruf: Ergotherapeut/ Ergotherapeutin (2006) 6.13 Medizinsoziologie und Gerontologie: 6.13.1.4 Verarbeitung und Bewältigung von Krankheit und Behinderung: 47

11 Tabellen und Abbildungsverzeichnis

12 Anhang

1. Skript: „Krankheitsbewältigung" (Zusammenfassung der Power Point Präsentation)

2. Skript: „Transaktionales Stressmodell nach Richard Lazarus"

3. Skript: „Drei Formen des Copings"

4. Arbeitsblatt 1 - 3 je mit Fallbeispiel und Arbeitsauftrag

5. PowerPoint Präsentation

Skript: „Krankheitsbewältigung“ (Zusammenfassung der Power Point Präsentation)

Krankheitsbewältigung

Definition:

Krankheitsbewältigung ist, die Summe der Bemühungen, die durch eine chronische Krankheit auftretenden Herausforderungen und Bedrohungen zu meistern. Dies geschieht zum einen

intrapsychisch[11] (kognitiv, affektiv, motivational) und zum anderen

interpersonell[12] (Verhaltensweisen, soziale Kontakte und Aktivitäten).

Synonyme (bzw. bedeutungsähnliche Begriffe) **für „bewältigen“:**

meistern, schaffen, regeln, verarbeiten, bewerkstelligen, erledigen, hinbekommen

Wozu dient (erfolgreiche) Krankheitsbewältigung?

- verbessert die Aussicht auf Erholung
- Macht negative Ereignisse oder Umstände erträglicher
- Erhält ein positives Selbstbild
- Sichert das emotionale Gleichgewicht
- Ermöglicht das Fortsetzen befriedigender Beziehungen zu anderen Personen

---

[11] Intrapsychisch = innerhalb der eigenen Psyche ablaufend. Also z.B. keine Interaktion mit anderen Personen

[12] Interpersonell = Interaktionen, soziale Aktivität, zwischenmenschlich

Soziale Unterstützung

Krankheitsbewältigung wird durch soziale Unterstützung (Familie, Freunde) erleichtert und kann besser gelingen. Steht jemand alleine da und hat niemanden, der ihn berät, unterstützt oder emotional begleitet, ist die Bewältigung der Krankheit umso schwerer.

Anforderung und Handlungsspielraum

Je größer die Diskrepanz zwischen Handlungsspielraum und Anforderung der Krankheit, desto bedrohlicher ist die Belastung und desto schwerer die Bewältigung der Krankheit. Stehen jedoch niedrige (krankheitsbedingte) Anforderungen vielen Ressourcen, bzw. großen Handlungsspielräumen gegenüber, ist die Belastung leichter zu bewältigen.

Bewältigen oder abwehren? Was ist ein Abwehrmechanismus?

Kann eine Krankheit immer erfolgreich bewältigt werden? Nicht immer gelingt dies, daher greift das Individuum (meist unbewusst) auf Abwehrmechanismen zurück (z.B. Leugnen, Vermeiden, Ablenken). Ein Abwehrmechanismus ist ein Mittel, das hilft, das seelisch/ psychische Gleichgewicht trotz bedrohlicher Wahrnehmungen aufrecht zu erhalten.

Coping und Abwehr

- *Copingstrategien* werden bewusst angewandt und dienen der aktiven Auseinandersetzung mit der Belastung, und zwar indem sich die betroffene Person den Umständen anpasst oder diese verändert.
- *Abwehrmechanismen* verlaufen hauptsächlich unbewusst, dienen dem Schutz vor gefährdenden äußeren und inneren Reizen und der innerpsychischen Stabilisierung.

Bedeutung von Krankheitsbewältigung

Die jeweilige Art, wie ein Mensch eine Krankheit bewältigt, ist wichtiger für Lebensmoral, soziale Anpassung und Gesundheit, als die Häufigkeit und Schwere der Krankheit selbst.

Quellen:

Siegrist J., Medizinische Soziologie, S. 310

http://lexikon.stangleu/36/coping/

http://www.medpsych.unifreiburg.de/skripts/coping_04-05.pdf

http://www.semestra.ch/data/files/stress-theorien-untersuchungen-massnahmen.pdf

Skript: Transaktionales Stressmodel nach Richard Lazarus

Das Transaktionale Stressmodell nach Richard Lazarus

Der Psychologe Richard Lazarus wurde 1922 in New York geboren. 1966 entwickelte er das Transaktionale Stressmodell. Transaktional bedeutet wechselseitige Beziehung zwischen Mensch und Umwelt.

Das Modell stellt den Stressreiz aus Auslöser in den Fokus. Durch einen selektiven Filter nimmt die Person den Stressreiz wahr. Lazarus beschreibt nun drei Stufen der Bewertung: Die erste (primäre) Bewertung untersucht, ob der Reiz bzw. die Belastung irrelevant, positiv oder gefährlich ist. Ist der Reiz als gefährlich eingestuft worden, fragt sich noch, ob er als Bedrohung, Verlust oder Herausforderung wahrgenommen wird. Die Belastung als Herausforderung einzustufen, ist hierbei die günstigste Variante und wirkt sich positiv auf das Bewältigungsverhalten aus.

Wenn der Reiz als gefährlich eingestuft wurde, geht es in die zweite (sekundäre) Bewertungsstufe. Die zweite Bewertung bezieht sich darauf, ob die Belastung durch das Vorhandensein von Ressourcen zu bewältigen ist oder nicht. Sind Ressourcen ausreichend vorhanden, kann die Belastung unmittelbar bewältigt werden. Nur wenn dies nicht der Fall ist, befindet sich der Betroffene in einer Problemlage, ggf. sogar in einer Krise. Unter Aktivierung von Ressourcen muss das Individuum eine Bewältigungsstrategie wählen.

Die dritte Bewertung wird erst vorgenommen, wenn bereits eine Bewältigungsstrategie angewandt wurde. Bewältigung, auf Englisch „Coping“ kann problem-, emotions- oder kognitions- bzw. bewertungsorientiert erfolgen.

Eine weitere, dritte Bewertungsstufe besteht darin, eine Neubewertung vorzunehmen. Dies soll Anpassung an zukünftige Belastungen gewähren.

(Lazarus)

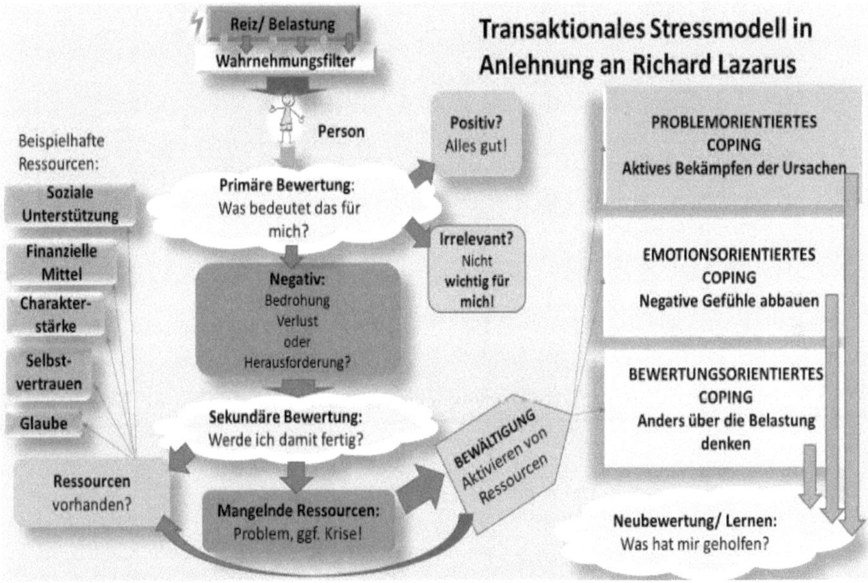

Skipt: „Drei Fromen des Copings“

	Problemorientiertes Coping	**Emotionsorientiertes Coping**	**Kognitions-/Bewertungsorientiertes Coping**
Beschreibung	Versuch, die Problemlage positiv zu verändern, eine Lösung des Problems herbeizuführen, die Bedingungen von denen Herausforderung, Bedrohung oder Schädigung ausgeht, zu verändern. Problemorientiertes Coping würde sich in diesem Fall darauf richten, die Ursachen der Krankheit zu beseitigen, indem man beispielsweise eine gesündere Lebensweise anstrebt. http://lexikon.stangl.eu/36/coping/	Anstrengungen werden primär darauf gerichtet, die eigene emotionale Befindlichkeit zu verbessern. Zum emotionalen Coping gehört sowohl Strategien der Entspannung - wie auch der Versuch, Ängste, Anspannungen, negative emotionale Zustände durch Alkohol- oder Medikamentenkonsum zu vermindern. http://lexikon.stangl.eu/36/coping/	Ein spezieller Ansatz zur Bewältigung ist die **Veränderung kognitiver Strategien,** d.h. das Denken über eine Krankheit wird verändert, sie wird aus einer anderen Sichtweise betrachtet und es kommt zu einer Neubewertung der Situation. http://lexikon.stangl.eu/36/coping/
Verhaltensweisen einschließlich	ablenkendes Anpacken	Hadern	Ablenken

Abwehrmechanismen[13]	Altruismus[14]	Selbstbedauern	Aggravieren[17]
	aktives Vermeiden	emotionale Entlastung	Akzeptieren
	Kompensation	Isolieren	Dissimulieren[18]
	konstruktive Aktivität	Unterdrücken	Haltung bewahren
	konzentrierte Entspannung	Optimismus	Humor
	sozialer Rückzug	passive Kooperation[15] Resignation	Ironie

[13] Abwehr = Mechanismen, die, das psychische Gleichgewicht trotz bedrohlicher Wahrnehmungen aufrechterhalten soll. http://www.medpsych.unifreiburg.de/skripts/coping_04_05.pdf

[14] Aufopferndes selbstloses Handeln

[15] Die Kooperation zwischen **Arzt und Patient** ist auf Seiten des Patienten stark durch die jeweilige Krankheit bestimmt, so ist es z.B. bei einem depressiven Menschen aufgrund der vorliegenden Symptomatik schwerer, eine aktive Zusammenarbeit zu erreichen. Patienten können **aktiv** oder **passiv** mitarbeiten https://viamedici.thieme.de/lernmodule/psychologie+und+soziologie/zusammenarbeit+zwischen+arzt+und+patient

[17] subjektive Beschwerden der Krankheit übertreibend darstellen

[18] Sich etwas nicht anmerken lassen

	Solidarisieren Zupacken (krankheitsbezogen) Zuwendung http://www.medpsych.uni-freiburg.de/skripts/coping_04_05.pdf	Fatalismus[16] Selbstbeschuldigung Schuld zuweisen http://www.medpsych.uni-freiburg.de/skripts/coping_04_05.pdfWut ausleben	Problemanalyse Relativieren Religiosität Grübeln Sinngebung Valorisieren[19] http://www.medpsych.uni-freiburg.de/skripts/coping_04_05.pdf

[16] Ergebenheit in die als unabänderlich hingenommene Macht des Schicksals bestimmt das Handeln http://www.duden.de/rechtschreibung/Fatalismus

[19] aufwerten

Arbeitsblatt 1 - 3 je mit Fallbeispiel und Arbeitsauftrag

Arbeitsblatt Fall 1

Die 77jährige Frau Mühlmann lebt allein in Düsseldorf und versorgt sich selbst. Sie geht regelmäßig zum Seniorentreff und sie häkelt gern. Im März besucht sie den Wochenmarkt und schleppt den zu schweren Einkauf nach Hause. Beim Treppenabsatz vor ihrer Haustür stolpert sie, verliert das Gleichgewicht und stürzt schwer. Ihre Nachbarin ruft den Krankenwagen. Im Krankenhaus wird eine Oberschenkelhalsfraktur festgestellt.

Nach der OP kehrt sie in ihre Wohnung zurück. Zunächst ist sie froh, wieder zuhause zu sein. Sie kann nicht mehr so gut laufen und hält sich meist an ihren Möbeln fest. Zum Seniorentreff schafft sie es nicht mehr. Sie fühlt sich matt und müde, kann auch keine Mahlzeiten mehr zubereiten. Alles wird beschwerlich, und am liebsten würde sie den Tag nur noch sitzend verbringen. Sie beginnt, sich immer mehr zu vernachlässigen.

Um Frust und Langeweile zu vertreiben, nascht Frau M. Pralinen und trinkt Rotwein. Oft schläft sie im Sessel vor dem Fernseher ein und geht gar nicht ins Bett. Frau Mühlmann nimmt ihren Zustand als gegeben hin und fühlt sich ihm hilflos ausgeliefert. Sie versinkt in tiefem Selbstmitleid und gibt sich selbst die Schuld an ihrer Situation. Hätte sie nur am Tag des Sturzes den Bus genommen – dann wäre das alles nicht passiert.

Arbeitsauftrag zum Fallbeispiel:

1. Finden Sie heraus, welche Coping-Strategie Frau Mühlmann in erster Linie anwendet und welche Coping-Strategie eine eher untergeordnete Rolle spielt.

2. Analysieren Sie das Bewältigungsverhalten von Frau Mühlmann; suchen Sie gezielt nach Abwehrmechanismen (Nehmen Sie das Skript: „Drei Formen des Copings“ zu Hilfe) und listen diese auf.

3. Beschäftigen Sie sich mit der Coping-Strategie, die bei Frau Mühlmann in erster Linie zu erkennen ist, um diese der Gruppe im Rahmen der Ergebnis-Präsentation zu erläutern.

4. Verteilen Sie nun die Aufgaben innerhalb der Gruppe:

    a. Ein Gruppenmitglied trägt den Fall von Frau Mühlmann zusammenfassend mit eigenen Worten vor.

    b. Ein weiteres Gruppenmitglied nennt die Coping-Strategien sowie die im Fallbeispiel vorhandenen Abwehrmechanismen und begründet dieses Ergebnis kurz anhand des vom Patienten praktizierten Verhalten (auf den Text beziehen).

    c. Das dritte Gruppenmitglied erläutert der Klasse die Coping-Strategie, die im Fallbeispiel an erster Stelle steht. (Als Grundlage dient hier das Skript: „Drei Formen des Copings)

Arbeitsblatt Fall 2

Frau Becker aus Berlin ist 59 Jahre alt und verheiratet; sie hat zwei Töchter. Im Januar erlitt sie einen Apoplex, der zu einer linksseitigen Hemiparese und einem herabhängenden Mundwinkel führte. Die Sprache der 59jährigen ist nur leicht beeinträchtigt. Sie möchte die eingetretenen Einschränkungen nicht hinnehmen. Daher lässt sie sich nach dem Krankenhausaufenthalt unverzüglich in eine Reha-Klinik einweisen. Sie ist bemüht, ihre verlorene Selbstständigkeit wiederzuerlangen und arbeitet aktiv bei den Therapien mit.

Im Rahmen der aktivierenden Therapie macht sie unterschiedliche Bewegungsübungen. Die Therapien werden von Physiotherapeuten und Ergotherapeuten durchgeführt. Die Übungen ermöglichen es ihr nach einiger Zeit, ihre Körperpflege zumindest zum Teil wieder selbst zu übernehmen. Auch den regelmäßigen Gang zur Toilette trainiert sie, so dass sie besonders in diesem und anderen intimen Bereichen weniger Hilfe benötigt oder sogar bald ganz ohne Hilfe auskommt. Auch die Fähigkeiten des alltäglichen Lebens trainiert sie regelmäßig. Ihr

Ziel ist es, in jedem Fall wieder so leben zu können, wie vor dem Apoplex. Zur Therapie der sprachlichen Einschränkungen nimmt Frau Becker logopädische Unterstützung in Anspruch.

An manchen Tagen jedoch ist ihr alles zu anstrengend und sie fühlt sich niedergeschlagen, dann weint sie, ist verzweifelt und fragt sich, warum ausgerechnet sie einen Schlaganfall bekommen musste. Wenn ihre Familie zu Besuch kommt, versucht sie Haltung zu bewahren und einen tapferen Eindruck zu machen.

Arbeitsauftrag zum Fallbeispiel:

5. Finden Sie heraus, welche Coping-Strategie Frau Becker in erster Linie anwendet und welche Coping-Strategie eine eher untergeordnete Rolle spielt.

6. Analysieren Sie das Bewältigungsverhalten von Frau Becker; suchen Sie gezielt nach Abwehrmechanismen (Nehmen Sie das Skript: „Drei Formen des Copings“ zu Hilfe) und listen diese auf.

7. Beschäftigen Sie sich mit der Coping-Strategie, die bei Frau Becker in erster Linie zu erkennen ist, um diese der Gruppe im Rahmen der Ergebnis-Präsentation zu erläutern.

8. Verteilen Sie nun die Aufgaben innerhalb der Gruppe:

   d. Ein Gruppenmitglied trägt den Fall von Frau Becker zusammenfassend mit eigenen Worten vor.

   e. Ein weiteres Gruppenmitglied nennt die Coping-Strategien sowie die im Fallbeispiel vorhandenen Abwehrmechanismen und begründet dieses Ergebnis kurz anhand des vom Patienten praktizierten Verhalten (auf den Text beziehen).

   f. Das dritte Gruppenmitglied erläutert der Klasse die Coping-Strategie, die im Fallbeispiel an erster Stelle steht. (Als Grundlage dient hier das Skript: „Drei Formen des Copings)

Arbeitsblatt Fall 3

Als der 42jährige Kai an Krebs erkrankt, fällt er in eine schwere Lebenskrise. Aber das Problem ist nicht der Krebs selbst. Nachdem Kai die Krise überwunden hat, erkennt er, dass in seinem Leben etwas nicht stimmte. Er hatte die Diagnose Lungenkrebs bekommen. Seine Leber ist bereits von Metastasen befallen. Zu Beginn der Krankheit leugnet Kai, dass er ein Problem hat. Er geht weiter seinem stressigen 60-Stunden-Job als Manager nach und raucht auch weiterhin sehr viel. Er spricht mit niemandem über seine Diagnose und tut so, als hätte sich nichts verändert.

Nach und nach steigt aber Verzweiflung in ihm auf. Sieht er zunächst nur das Aus seiner Karriere, wird ihm irgendwann klar, dass es um sein Leben geht. Sein Wertesystem gerät aus den Fugen. Er realisiert, dass es ernst ist und nichts mehr wie früher sein wird. Später wird ein Hirntumor festgestellt. Kai wird operiert und bekommt Chemotherapie. Sein Leben ist nun davon abhängig, ob sein Körper diese verkraftet. Er fragt sich: „Warum gerade ich?", und versucht, diese Frage zu analysieren. Dabei kommt er zu dem Schluss, er sei ein besonderer Mensch mit starkem Charakter und daher fähig, mit solch schwerer Krankheit zu leben. Nach und nach schafft er sich berufliche Freiräume und reduziert das Rauchen. Er hat gelernt, über seine Krankheit zu sprechen und sucht sich einen Psychotherapeuten.

Er fängt an, Acrylbilder zu malen. Seine früheren Ängste, die Befürchtung, nicht gemocht oder ausgelacht zu werden, die Angst sein Geld zu verlieren - all das kam ihm auf einmal vor wie läppische Feigheit. Kai setzt sich intensiv mit seiner Krankheit auseinander und schafft so die nötige Distanz zu der Bedrohlichkeit, die von seiner Krebserkrankung ausgeht. Er hat seine Krankheit akzeptiert und ist innerlich zur Ruhe gekommen.

Arbeitsauftrag zum Fallbeispiel:

9. Finden Sie heraus, welche Coping-Strategie Kai in erster Linie anwendet und welche Coping-Strategie eine eher untergeordnete Rolle spielt.

10. Analysieren Sie das Bewältigungsverhalten von Kai; suchen Sie gezielt nach Abwehrmechanismen (Nehmen Sie das Skript: „Drei Formen des Copings" zu Hilfe) und listen diese auf.

11. Beschäftigen Sie sich mit der Coping-Strategie, die bei Kai in erster Linie zu erkennen ist, um diese der Gruppe im Rahmen der Ergebnis-Präsentation zu erläutern.

12. Verteilen Sie nun die Aufgaben innerhalb der Gruppe:

    g. Ein Gruppenmitglied trägt den Fall von Kai zusammenfassend mit eigenen Worten vor.

    h. Ein weiteres Gruppenmitglied nennt die Coping-Strategien sowie die im Fallbeispiel vorhandenen Abwehrmechanismen und begründet dieses Ergebnis kurz anhand des vom Patienten praktizierten Verhalten (auf den Text beziehen).

    i. Das dritte Gruppenmitglied erläutert der Klasse die Coping-Strategie, die im Fallbeispiel an erster Stelle steht. (Als Grundlage dient hier das Skript: „Drei Formen des Copings)

PowerPoint Präsentation

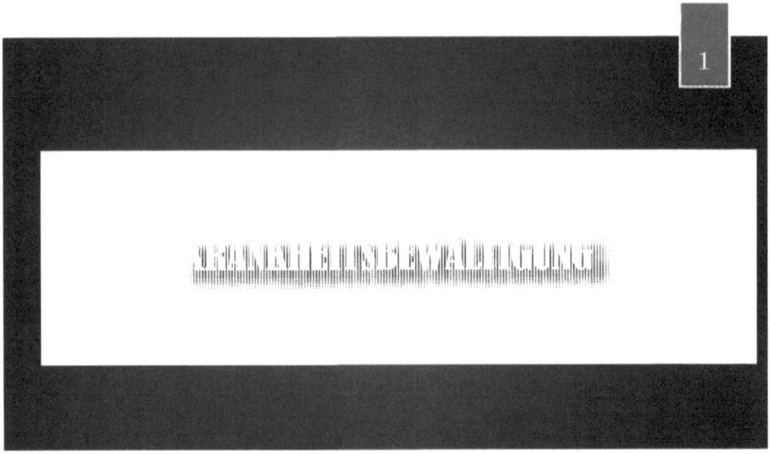

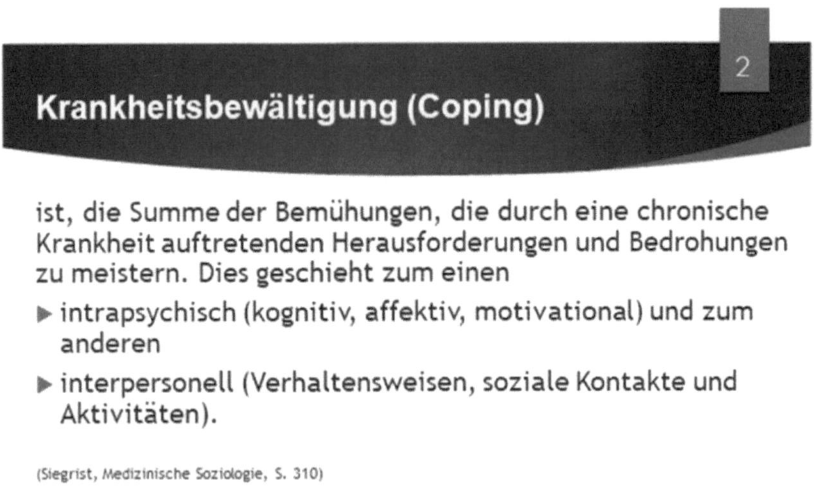

Was vermag (erfolgreiche) Krankheitsbewältigung?

3

- verbessert die Aussicht auf Erholung
- Macht negative Ereignisse oder Umstände erträglicher
- Erhält ein positives Selbstbild
- Sichert das emotionale Gleichgewicht
- Ermöglicht das Fortsetzen befriedigender Beziehungen zu anderen Personen

http://lexikon.stangl.eu/36/coping/

Soziale Unterstützung

4

Krankheitsbewältigung gelingt besser mit sozialer Unterstützung.

6

Handlungsspielraum und Anforderung

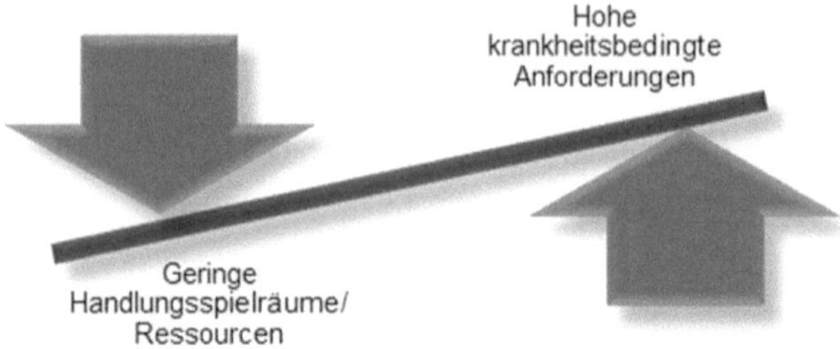

5

Handlungsspielraum und Anforderung

Je größer die Diskrepanz zwischen Handlungsspielraum und Anforderung der Krankheit, desto bedrohlicher ist die Belastung und desto schwerer die Bewältigung der Krankheit.

8

Was ist ein Abwehrmechanismus?

Ein Abwehrmechanismus ist ein Mittel, das hilft, das seelisch/ psychische Gleichgewicht *trotz bedrohlicher Wahrnehmungen* aufrecht zu erhalten.

http://www.medpsych.uni-freiburg.de/skripts/coping_04_05.pdf

7

Bewältigen oder abwehren?

9

Coping und Abwehr

- **Copingstrategien** werden bewusst angewandt und dienen der aktiven Auseinandersetzung mit der Belastung, und zwar indem sich die betroffene Person den Umständen anpasst oder diese verändert
- **Abwehrmechanismen** verlaufen hauptsächlich unbewusst, dienen dem Schutz vor gefährdenden äußeren und inneren Reizen und der innerpsychischen Stabilisierung

http://www.medpsych.uni-freiburg.de/skripts/coping_04_05.pdf

10

Bedeutung von Krankheitsbewältigung

Die jeweilige Art, *wie* ein Mensch eine Krankheit bewältigt, ist wichtiger für

- Lebensmoral
- soziale Anpassung und
- Gesundheit,

als die Häufigkeit und Schwere der Krankheit selbst.

http://www.semestra.ch/data/files/stress_theorien_untersuchungen_massnahmen.pdf